シニアの頭がやわらかくなる 脳トレーニングクイズ ＆健康クイズ

石田泰照 著

付録・やってみると楽しい6つの健康体操

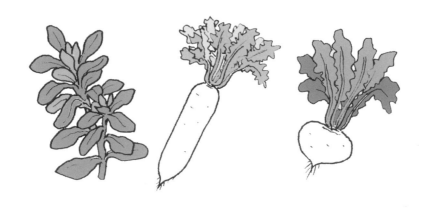

黎明書房

はじめに

　老化にかかわる研究が，どんどん進んでいます。

　統計によりますと「健康寿命」と「平均寿命」との間は，約10年と言われています。

　この10年を「ボケ老人」や「寝たきり老人」にならないために，いかに生きていくかが課題です。

　簡単な体操でも，健康生活に役立ちます。

　大きく口を開いて腹式呼吸をするだけで，脳が気持ちよさを感じ，体の中が温かくなります。

　また，椅子に座り，手足の力を抜いて，ぶらぶらさせると，心がふわっとして，身体がリラックスします。

　これは，目・鼻・口・耳などの五感や，あまり使っていない筋肉からの指令が正確に身体の末端まで伝わるからだそうです。

　知能開発や探究心を刺激するクイズは，楽しく脳を活性化することができます。

　また，健康生活の知恵を学ぶのにクイズは最適です。

　この本は，皆さんが「やる気をだす」にはどうしたらよいかということと，誰でもどこでも何時でもできることを基本にしてつくりました。

　本書が少しでも皆さんの健康寿命をのばすのにお役に立てれば幸いです。

　施設でお使いになるときは，適宜コピーしてお使いください。

　　平成28年2月1日

　　　　　　　　　　　　　　　　　　　　　　石　田　泰　照

付記：本書は，既刊の石田泰照著『知っているときっと役に立つ健康寿命
　　　をのばすクイズと体操60』を精選・再構成し，一部改訂，大判化し
　　　たものです。

目　次

はじめに　1

Ⅰ　頭がやわらかくなる脳トレーニングクイズ

1　どこの電話番号？　6

2　これは何の年号？　7

3　春の七草，ではこれは？　8

4　縦と横はどんな言葉？　9

5　読み間違えやすい漢字クイズ　11

6　虫食い言葉クイズ　13

7　漢字で書いてみよう　14

8　□に入る漢字は？①　16

9　間違い漢字クイズ　17

10　漢字の数字クイズ　19

11　四字熟語クイズ　20

12　□に入る漢字は？②　21

13　□に入る漢字は？③　22

14　中華料理クイズ　23

15 アジアの国の「ありがとう」は？　24

16 マッチ棒パズル　25

17 魔方陣パズル　26

18 サイコロパズル　28

19 コインの枚数は？　30

20 コインの並べ方は？　31

21 あみだくじに勝つには？　32

22 数の並べ方クイズ　33

Ⅱ　健康クイズ

23 何度から温泉？　36

24 病気回復の早い人はどんな人？　37

25 適当な睡眠時間は？　38

26 肩こりは男と女，どちらが多い？　39

27 骨粗しょう症は今からでも防げるか？　40

28 口臭はなぜするの？　41

29 食事をしなければ口の中はきれいか？　42

30 ストレスを解消する香りは？　43

31 ウーロン茶は肥満を防ぐか？　44

32 梅干しにはなぜシソを入れるのか？　45

33 手乗りにしやすい小鳥は？　46

34 猫をペットにするとき困ることは？　47

- **35** 写真写りはよい方？ 48
- **36** 信号の並び方は？ 49
- **37** 転倒予防に注意することは？ 50

付録　やってみると楽しい6つの健康体操

- **1** 肩こり解消体操　52
- **2** 指の回転遊び　55
- **3** 腰痛予防体操　57
- **4** お腹をひねる体操　59
- **5** あくび体操　60
- **6** 枕体操　61

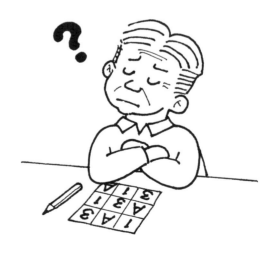

I

頭がやわらかくなる脳トレーニングクイズ

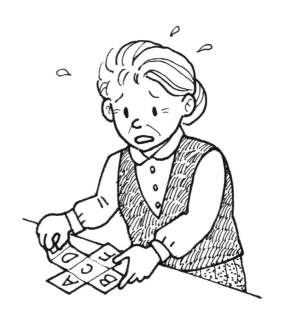

1 どこの電話番号？

　3年生の孫が，町のお店巡りをして，店の仕事の内容と電話番号の工夫をしていることを勉強しました。では，次の店と電話番号を線で結びましょう。

A　銭湯　　・　　　　・a　0141
B　寿司屋　・　　　　・b　8083
C　八百屋　・　　　　・c　0461
D　豆腐屋　・　　　　・d　4126
E　化粧品店・　　　　・e　1028

●　MEMO　●

新聞の広告や店の看板を注意して見ると，苦心して選んだ電話番号があります。この電話番号の権利は高額だそうです。

答え　A＝d4126（よいふろ），B＝a0141（おいしい），C＝b8083（やおやさん），E＝e1028（とうふや），F＝c0461（おしゃれい）

2 これは何の年号？

　6年生の孫は，日本の歴史が大好きです。しかし，年号を覚えるのに四苦八苦しています。では，次の3つの幕府の年号を覚えやすく教えてあげましょう。幕府と年号を線で結びましょう。

A　頼朝は「いい国」つくる鎌倉幕府　・　　　・a　1338年

B　尊氏は「いい耳や」室町幕府　　　・　　　・b　1603年

C　家康は「いい群れさ」江戸幕府　　・　　　・c　1192年

「ひい，ふう，みい，よう，いつ，むう，なな，や，ここのつ，とお」などと，数字の読み方を変えて，意味のある言葉にして覚えやすくします。

聖徳太子に「群（む）れよ」り十七条憲法　　604年

大化の改新，「虫（むし）ご」ろし　　　　　645年

聖武天皇に「なつく」光明皇后　　　　　　　729年

平城京を「なくし」平安京へ　　　　　　　　794年

● MEMO ●

年号はテストに出題されますが，歴史の基本学習ではありません。なぜか，どうなったかなどの因果関係を考えさせましょう。

答え　A＝c1192年，B＝a1338年，C＝b1603年

3 春の七草，ではこれは？

　一月七日に七草粥(がゆ)を作ることになりました。七草は『せり・なずな・ごぎょう・はこべ・すずしろ・ほとけのざ・すずな』です。春の代表的な若菜です。しかし，七草のうち次の三つは，孫はどんな草か全くわかりませんでした。では，教えてあげましょう。

○　ごぎょう　（　　　　　　　　　　　）
○　すずしろ　（　　　　　　　　　　　）
○　すずな　　（　　　　　　　　　　　）

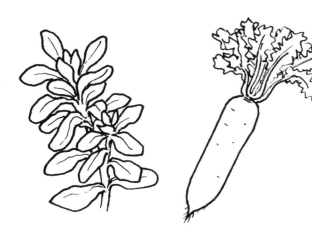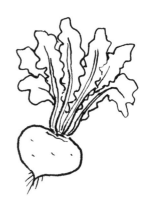

ヒント　カブ，大根，母子草。

● MEMO ●
七草粥は中国から伝わり，悪気を払う薬草です。現在は，正月のお酒や餅で弱った胃を休める意味にもなっています。

答え　ごぎょう＝すずきの一種，母子草・閻魔草（ほほこぐさ）
　　　すずしろ＝大根　すずな＝カブ

4 縦と横はどんな言葉？

1〜6に文字を入れ，横の枠を完成させます。完成したら1〜6に入った文字を上から順に続けて読んでみましょう。縦の枠に6文字の言葉が現れます。さて，どんな言葉でしょうか。

		1	ま
		2	くら
		3	らぎく
あ	り	く	4
	ゆ	う	5
		は	6

ヒント 横の枠には，自然や生き物に関係する言葉が入ります。

● MEMO ●
右脳の思考力を刺激します。右脳は年を取っても退化しません。

答え （1から順に）ま・く・さ・つ・り・そ

次は1～10と枠が増えて少し難しくなります。

ヒント　横の枠には，生き物に関係する言葉が入ります。

	1	り			
	2	ま	ず		
	3	ん	ぽ	ぽ	
	4	り	ね	ず	み
	5	ん	と	う	む	し

は	く	ぶ	つ	か	6
	と	り	の	え	7
		は	く	せ	8
			や	つ	9
				り	10

● MEMO ●
お互いに問題を作り合って，交換して楽しみましょう。

答え　（1から順に）あ・な・た・は・と・て・も・い・い・こ・です

5 読み間違えやすい漢字クイズ

I 頭がやわらかくなる脳トレーニングクイズ

　これはある難関校といわれている中学校の試験問題です。簡単な漢字ですが，読みは意外に難しい言葉です。正しい読みを調べましょう。1問2点で，30点以上なら合格です。

A　反古（　　　　）　　B　流石（　　　　）

C　字面（　　　　）　　D　時化（　　　　）

E　更紙（　　　　）　　F　松明（　　　　）

G　漁火（　　　　）　　H　生粋（　　　　）

I　初音（　　　　）　　J　雑魚（　　　　）

K　母衣（　　　　）　　L　御法（　　　　）

M　体裁（　　　　）　　N　陽炎（　　　　）

O　日和（　　　　）　　P　氷雨（　　　　）

Q　時雨（　　　　）　　R　初午（　　　　）

答え A=はこ, B=きみえ, C=じぞう, D=しが, E=きちが
ガ, F=たいまつ, G=いさまし, H=きっすい, I=はつ
ね, J=きこ, K=ほう, L=あめり, M=ていさい, N=
かげろう, O=ひまわり, P=ひめあり, Q=しぐれ, R=はつ
うま

次は3文字の問題です。少し難しくなります。1問2点で，14点
で合格です。

A 大時代（　　　　　）　　B 大音声（　　　　　）

C 殿上人（　　　　　）　　D 法治国（　　　　　）

E 手水鉢（　　　　　）　　F 背負子（　　　　　）

G 無造作（　　　　　）　　H 白無垢（　　　　　）

I 正念場（　　　　　）　　J 格子戸（　　　　　）

●MEMO●
6年生の孫がいる人は，読みだけでなく意味も辞書などで調べましょう。
意味の正解は1つ3点で，18点で合格です。

答え A=おおじだい, B=だいおんじょう, C=てんじょうびと,
D=ほうちこく, E=ちょうずばち（手水鉢のこと）, F=し
ょいこ, G=むぞうさ, H=しろむく, I=しょうねんば,
J=こうしど

⑥ 虫食い言葉クイズ

家族で和食を食べにいきました。メニューが汚れて，誰も読めないので私に聞きました。さて，□にどんな漢字が入っていたでしょうか。料理名を教えてください。

　　　　　　　　　　　　　　読み

A　□刀魚のたたき　　「　　　　　　　」

B　□豚の刺身　　　　「　　　　　　　」

C　□丹の生もの　　　「　　　　　　　」

D　□蠣の酢の物　　　「　　　　　　　」

E　□賊ソーメン　　　「　　　　　　　」

F　□布のすまし汁　　「　　　　　　　」

[ヒント]　次の漢字です。
　　　　　河・秋・烏・牡・若・雲

答え　A＝秋・さんま，B＝河・ふぐ，C＝雲・うに，D＝牡・かき，E＝烏・いか，F＝若・わかめ

7 漢字で書いてみよう

◯ **用意するもの**

紙と鉛筆

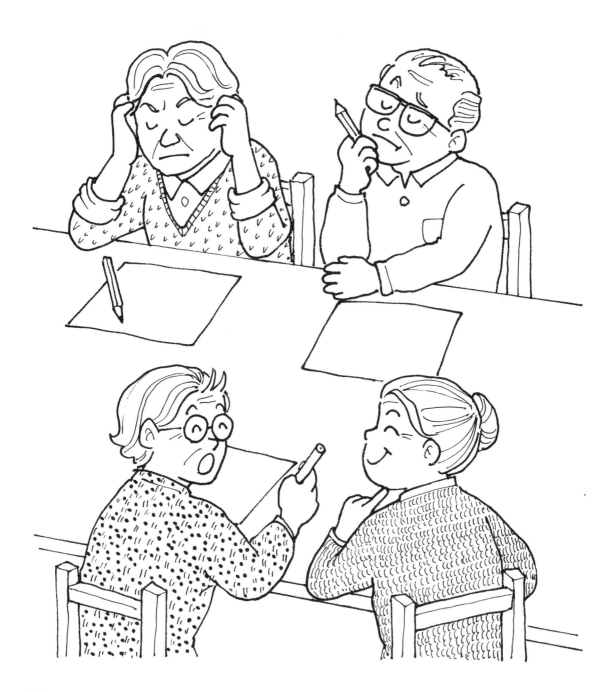

◯ 遊び方

　孫と一緒に，万葉集を読みました。次の歌は持統天皇(じとう)の有名な和歌です。

　読み下し文では，

『春過ぎて夏来(きた)るらし白栲(しろたえ)の　衣乾(ころもほ)したり天(あま)の香具山(かぐやま)』

　万葉仮名では，

『春過而夏来良之白妙能　衣乾有　天之香来山』

　このような漢字の使い方をして，自分の家族全員の名前を書きましょう。

　例題　石(いし)　　田(だ)　　泰(やす)　　照(てる)

　　　『意志　　打　　安　　手留』

◯ 留意点

　パソコンなどを使うと，違った書き方で何通りもできます。

◯ 応用

　今度は名前でなく，身近なものを下の例のように漢字で書いて，お互いに交換して読み合いましょう。

　例　古根子（小ネコ）、日名間津利（ひなまつり）

　　　雷温（ライオン）、場七（バナナ）

8 □に入る漢字は？①

中学の試験問題です。□には同じ漢字が入ります。それは、何という漢字でしょうか。また、それぞれの単語を読むことができますか。わからない時は辞書で調べましょう。

A	（　） □形	B	（　） □帝	C	（　） □将
D	（　） 海□	E	（　） 淑□	F	（　） 天□

ヒント　・役者　・天皇　・家の主　・貝などをとる
　　　　・品のある　・羽衣

答え　女（A＝おやま、B＝じょてい、C＝おやかた、D＝あま、
　　　　E＝しゅくじょ、F＝てんにょ）

A	（　） 面□	B	（　） □守	C	（　） 椅□
D	（　） □息	E	（　） 拍□	F	（　） 椰□

ヒント　・顔を立てる　・世話をする　・机　・かわいい
　　　　・音楽　・南の植物

答え　子（A＝めんつ、B＝こもり、C＝いす、D＝しそく、
　　　　E＝びょうし、F＝やし）

16

9 間違い漢字クイズ

孫のノートを見たら，間違い漢字がありました。どれも読み方が似ています。正しく直してあげましょう。まず2文字の漢字です。

A もくどく 目読→□□　　　B よしん 予震→□□

C ざんぱい 残敗→□□　　　D ふるさと 古郷→□□

E らいれき 来暦→□□　　　F こうぎ 講議→□□

答え　A＝黙読，B＝予震，C＝惨敗，D＝故郷，E＝来歴，F＝講義

次は3文字の漢字です。

A こじき 古事紀→□□□　　　B むかんしん 無感心→□□□

C きんかんしょく 金冠食→□□□　　　D りょうせいるい 両成類→□□□

答え　A＝古事記，B＝無関心，C＝金環食，D＝両生類

次は4文字の漢字です。

A　短刀直入（たんとうちょくにゅう）→ ☐☐☐☐

B　危機一発（ききいっぱつ）→ ☐☐☐☐

C　思考錯誤（しこうさくご）→ ☐☐☐☐

D　粉骨細心（ふんこつさいしん）→ ☐☐☐☐

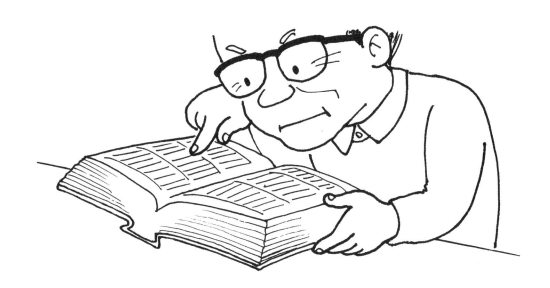

● MEMO ●

同じ音で意味も間違いやすい漢字です。日本語は漢字や熟語に意味があります。正確にその漢字の意味を教えましょう。

漢字を辞書で調べることは，電子辞書で調べるより面倒ですが，その言葉だけでなく，前後の漢字や熟語まで読み，学習の効果を高めます。

答え　A＝単刀直入，B＝危機一髪，C＝試行錯誤，D＝粉骨砕身

10 漢字の数字クイズ

　□の中には，漢数字が入ります。入れてください。また，できた言葉を読んでみましょう。

　　　（　　　）　　　　（　　　）　　　　（　　　）
　A　□脚　　　　B　□夕　　　　C　□足

　　　（　　　）　　　　　（　　　）　　　（　　　）
　D　□□縄　　　　　E　□朔　　　F　□歳飴

ヒント　写真機・季節・怖い虫・神社・すっぱい果物・お祝い

答え　A＝三（さんきゃく），B＝七（たなばた），C＝百（むかで），D＝七五三（しめなわ），E＝八（はつさく），F＝千（ちとせあめ）

　　　（　　　）　　　　（　　　）　　　　（　　　）
　A　□舌　　　　B　□□夜　　　C　□□雀

　　（　　　　）　　　　（　　　　）　　　　（　　　　）
　D　□期□会　　　E　□人□色　　F　□□折り

ヒント　小鳥・お月様・庭の小鳥・出会い・いろいろです・折れ曲がった山路

答え　A＝百（もず），B＝十六（いざよい），C＝四十（しじゅう　から），D＝一，一（いちごいちえ），E＝十，十（じゅうにんといろ），F＝七十七（つづらおり）

11 四字熟語クイズ

四文字です。同じ漢字が二字ずつ並んでいます。例題にしたがって、考えてください。

例題 『三々五々』（さんさんごご）

（ぜ ぜ ひ ひ）
A □□□□

（じ じこくこく）
B □□□□

（き き かいかい）
C □□□□

（へいへいぼんぼん）
C □□□□

（せいせいどうどう）
E □□□□

（し し そんそん）
F □□□□

（めいめいはくはく）
G □□□□

（ねんねんさいさい）
H □□□□

答え A=是々非々, B=時々刻々, C=奇々怪々, D=平々凡々,
E=正々堂々, F=子々孫々, G=明々白々, H=年々歳々

12 □に入る漢字は？②

　□の中に同じ漢字を入れ，まとまった熟語にしてください。また，意味を調べて短い文も作りましょう。

A　□朝□夕

B　□人□色

C　以□伝□

D　□真□銘

E　□画□賛

F　□体□命

G　右□左□

H　□男□女

● MEMO ●
言葉は使うことができると，完全に知識として定着します。若者は語彙(ごい)が少ないといわれています。ここではお年寄りの出番です。意味や使い方を教えてあげましょう。

答え　A＝一（いっちょういっせき），B＝十（じゅうにんといろ），C＝心（いしんでんしん），D＝正（しょうしんしょうめい），E＝自（じがじさん），F＝絶（ぜったいぜつめい），G＝往（うおうさおう），H＝善（ぜんなんぜんにょ）

13 □に入る漢字は？③

例題をもとに考え，縦と横の2つの単語に共通する漢字を入れましょう。1つ2点で，8点なら合格です。

例題　全／向[日]性／制

A　耳／新[　]期／問

B　垂／正[　]者／線

C　不／集[　]体／理

D　送／発[　]所／線

E　未／非[　]認／開

答え　A＝学，B＝直，C＝合，D＝電，E＝公

14 中華料理クイズ

中華料理店に行きました。メニューは漢字で書いてありました。皆読めませんので，おじいちゃんに読んでもらいました。さて，どんな料理でしょうか。それぞれの漢字と読みを線で結びましょう。

A 焼売・　　・a タンメン
B 皮蛋・　　・b ワンタン
C 餃子・　　・c パオズ
D 雲呑・　　・d ピータン
E 搾菜・　　・e シューマイ
F 包子・　　・f ギョウザ
G 湯麺・　　・g ザーサイ

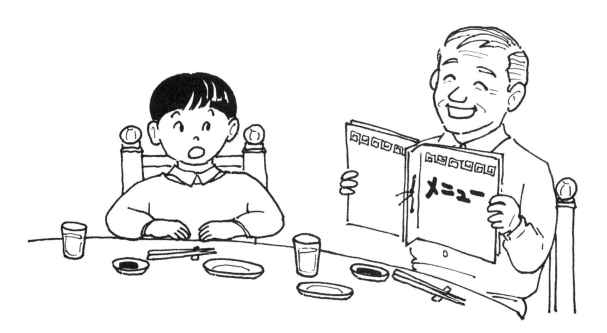

答え　A＝e，B＝d，C＝f，D＝b，E＝g，F＝c，G＝a

15 アジアの国の「ありがとう」は？

例えば，中国語で「シェシェ」です。さて，次のことばは，何語でしょうか。

A　トゥリマカシー　　　　　　（　　　　　　　）
B　ダンニャバード　　　　　　（　　　　　　　）
C　コープン　　　　　　　　　（　　　　　　　）
D　カムーン　　　　　　　　　（　　　　　　　）
E　サラマット　　　　　　　　（　　　　　　　）
F　コマウォヨ　　　　　　　　（　　　　　　　）

ヒント　ベトナム語，韓国語，ヒンディー語（インド），タイ語，インドネシア語，フィリピン語

● MEMO ●
ヨーロッパの国々やアフリカの国々の「ありがとう」を調べるとおもしろいですね。

答え　A＝インドネシア語，B＝ヒンディー語（インド，あちた　またた言い方），C＝タイ語，D＝ベトナム語，E＝フィリピン語，F＝韓国語

16 マッチ棒パズル

9本のマッチ棒で次のような1－3＝2の式を作りました。

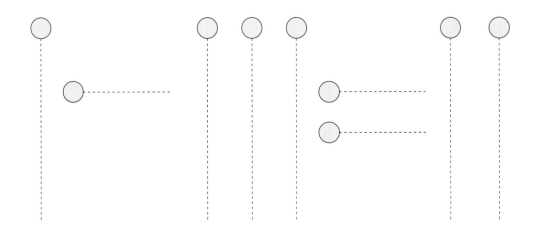

では，マッチ棒1本を置き換えて，正しい式にしてください。

3分以内で考えましょう。

|ヒント| 上の式を計算すると，1－3＝－2です。
代数計算ですが，算数計算の応用から考えてください。

答え 「＝」のマッチ棒1本を，右の式の「－」の下にもっていき，
1＝3－2とします。

17 魔方陣パズル

下の例題を考えてください。このきまりを使って，新しい「数の魔方陣」を作ってください。

例題

5	3	7
7	5	3
3	7	5

ヒント　縦，横，斜め，それぞれ 3 数の和は 15 になります。

では，次のAにはどの数を入れればよいでしょうか。それぞれAには同じ数が入ります。

ヒント　3＋3＋3＝9

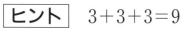

1	A	3
A	3	1
3	1	A

答え 5

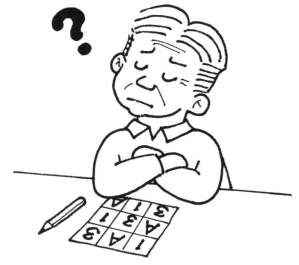

I　頭がやわらかくなる脳トレーニングクイズ

次は少し難しくなります。A，B，C，Dそれぞれ違った数字を入れてください。左の問題と同じく，縦，横の数をたすと，それぞれの合計は同じ数になります。

6	A	2
B	5	C
8	D	4

ヒント　斜めの数です。
6＋5＋4＝15
2＋5＋8＝15

答え　A＝7，B＝1，C＝9，D＝3

次は，1～9までの数を一度ずつ使った魔法陣です。A，B，C，Dに入れる数はすべて「偶数」になります。

ヒント　中央の数5は，それをはさむ2つの数をたした半分です。

A	3	B
1	5	9
C	7	D

● MEMO ●
数の法則を推理するのは，右脳の活性化になります。

答え　A＝8，B＝4，C＝6，D＝2

18 サイコロパズル

立方体の箱の展開図です。組み立てた時にA，B，Cの各面と向かい合うのはどれでしょうか。記号で示してください。

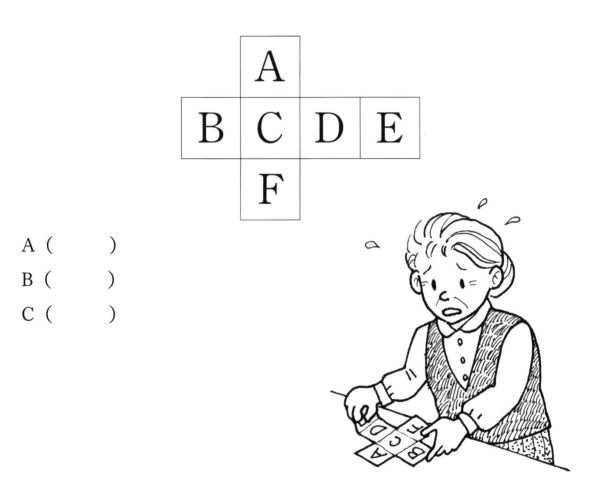

A（　　）
B（　　）
C（　　）

● MEMO ●

小学校3年生の問題です。
立方体の展開図から箱を作るには，糊代(のりしろ)をどこに作るといいでしょうか，考えましょう。これは難しいですよ。

答え　A−F，B−D，C−E

Ⅰ　頭がやわらかくなる脳トレーニングクイズ

次は展開図が前と少し違っています。さて，A，B，Cはどの面と向き合いますか，記号で示してください。また，サイコロの目でAを1とすると，向かい合っている目の数は何でしょうか。

A（　　）
B（　　）
C（　　）

A（1）と向かい合っている目の数
（　　）

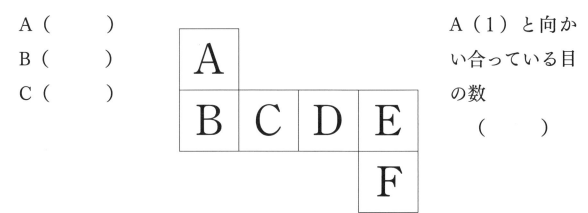

● MEMO ●

サイコロの目は向き合った数を『たす』と，それぞれが7になるように組み合わされています。

答え　向かい合っている面　A─F，B─D，C─E
　　　サイコロの目の数　6（1と6，2と5，3と4が向かい合っている）

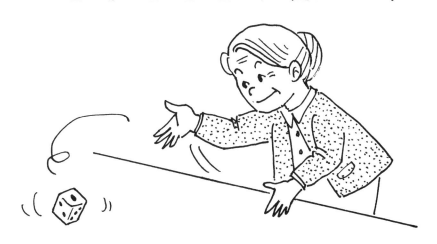

29

19 コインの枚数は？

　500円，100円，50円，10円，5円，1円の6種類のコインがあります。6種類のコインのすべてを使って1000円にするには，コインは何枚いるでしょう。ただし一番少ない枚数で考えてください。また，全体で何枚になるでしょうか。A，B，Cから選んでください。

A　12枚
B　14枚
C　16枚

ヒント　それぞれのコインを1枚ずつ使うと，
500円＋100円＋50円＋10円＋5円＋1円＝666円
で6枚です。高額のコインから考えていきます。例えば，500円を2枚にすると1000円になりますので，500円は1枚です。

500円	×	1枚	500円
100	×	4	400
50	×	1	50
10	×	4	40
5	×	1	5
＋ 1	×	5	＋ 5
666		16	1000

答え　C

20 コインの並べ方は？

　孫のお小遣いにと思って，50円と100円のコインをためました。100円は10枚しかありません。あとは50円だけです。4人の孫に同じ金額のお小遣いをあげるために，まず3人の孫の前にコインを次のように並べました。3人の孫には上の列の左から右横へ，順番にあげていきます。さて，どんな組み合わせをしたのでしょうか。また，最後の100円の次は何円玉が何枚並びますか。これは4人目の孫の分になります。　　　4人目の孫の分（　　円玉，　　枚）

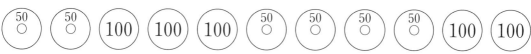

……さて，4人目の分は？

ヒント　まずどこで区切るかを考えましょう。

　A孫 (50)(50)(100)(100)(100)，B孫 (50)(50)(50)(50)(100)(100)，C孫 (50)(50)(50)(50)(50)(50)(100)，となります。一人あたり400円になります。さて，D孫は？　100円の枚数にも注意しましょう。

●　MEMO　●
4年生の応用問題です。わからない時は，実際にコインを並べて考えましょう。

答え　D孫＝100円玉が4枚

21 あみだくじに勝つには？

　5名であみだくじをしました。あと2本の線を入れることができます。Aの大当たりにするには，どこに線を入れるといいでしょうか。
　また，上と下の「A・B・C・D・E」をすべて一致させるには，どこに線を入れるといいでしょう。下の図に書き入れてください。

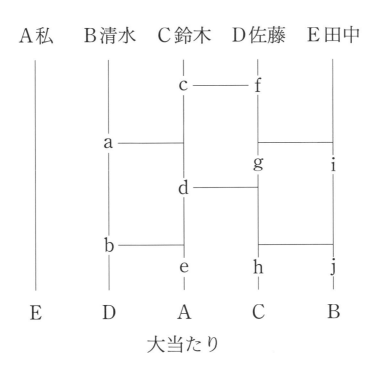

ヒント　下の「A大当たり」から，反対にさかのぼり，「Aの私」に行くように横に線を入れます。

答え　「大当たり」は，「a，b」の間から右に1本入れます。
次に，上下の「A・B・C・D・E」をすべて同じにするには，さらに「d，g」の間から右へ1本入れます。

22 数の並べ方クイズ

次の数字はある決まりで並べられています。ヒントは0の移動で（　）の中の数が0に変化しています。

では，A，B，Cの数を考えましょう。

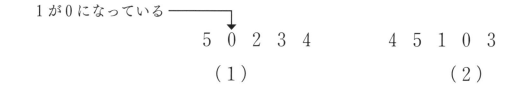

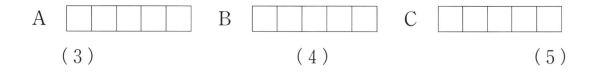

ヒント　0は5から順番に1，2，3，4と変化しています。それと同時に0の桁数が，2つずつ移動しています。

これは大人の問題です。10分間でできれば，まだまだ柔軟な思考力があります。

答え　A＝04512，B＝23051，C＝12340

次はうんと難しくなります。

左の数列（例題）は1と2の数字を規則正しく並べています。右の数列（問題）も同じ決まりで並べてあります。それぞれの □ の中に数を入れてください。

	例題						問題				
a	1	2	1	1	2	2	2	1	1	2	2	2
b		1	2	2	1	1		□	□	□	□	□ …A
c			1	1	2	2			1	2	2	2
d				2	1	1				□	□	□ …B
e					2	2					2	2
f						1						□ …C

ヒント 例題のa段で並んでいる2つの数と,その2数の中間にあるb段の1つの数を三角形の形でとらえます。

a段　1－2　　2－1　　1－1　　1－2　　2－2
b段　　1　　　2　　　2　　　1　　　1

そこから法則を探します。「a段が1と2の時のb段は1」,「a段が2と1の時のb段は2」となり, b段にはそれぞれa段の前の数がきます。さらに,「1と1の時は2」「2と2の時は1」となります。

答え　A＝22111, B＝111, C＝1

Ⅱ

健康クイズ

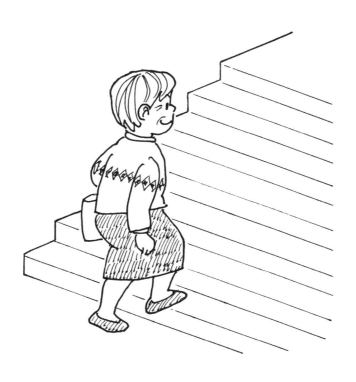

23 何度から温泉？

日本人は世界で最も温泉の好きな民族といわれています。露天ぶろに入ると，身も心も休まります。では，水温が何度以上を温泉というのでしょうか。

A　25度以上
B　30度以上
C　35度以上

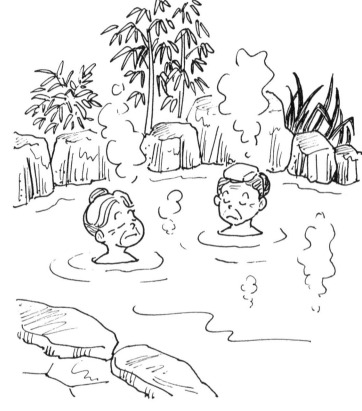

地震国日本は，各地に温泉があります。それぞれの温泉で泉質が異なります。冷泉は25度未満をいいます。温度を上げて入りますが，泉質は温泉と同じです。

● MEMO ●
泉質は硫黄泉・食塩泉・炭酸泉・鉄泉などに分けられています。多少の鉱物質を含み，浴用や飲用すると医療効果をもっています。

答え　A

II 健康クイズ

24 病気回復の早い人はどんな人？

　入院期間は，病状の軽重にもよりますが，病人の性格によって違うそうです。では，どんな性格の人が早く退院できるのでしょうか。次の項目から選んでください。

　　A　注意深く常に心配する
　　B　明朗でくよくよせず行動する
　　C　頑固に自分の意思をつらぬく
　　D　心配をかけないよう我慢する
　　E　痛みや不快感を遠慮せず話す
　　F　自分で常に努力しようとする
　　G　規則正しい生活を心掛ける

● MEMO ●

入院して，放射線治療を受ける期間や，手術（〜抜糸）する期間が1週間としたら，その治療終了後から退院するまでの療養期間が2〜3週間かかります。

答え　B, E, F, G

25 適当な睡眠時間は？

　寝る子は育つといわれています。子どもだけでなく，大人にとっても睡眠は健康の源になります。あなたは毎晩何時間ぐらい寝ていますか。

　アメリカの大学で110万人を対象に調査しました。健康な長寿者の睡眠時間は，次のどれでしょうか。

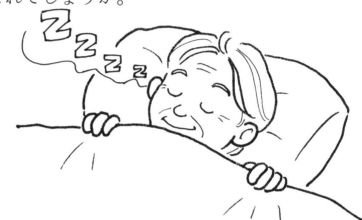

A　9時間前後
B　8時間前後
C　7時間前後

　一般に疲労回復に必要な睡眠は，『一日の1／3＝8時間』といわれていましたが，この調査では，7時間熟睡している人が一番長生きをしていました。

　睡眠は個人差があります。睡眠7時間は熟睡の時間です。運動をして熟睡することが何よりも大切です。

● MEMO ●

男性で4時間しか睡眠を取らない人は，17％も早死にしていました。また，女性で3時間しか睡眠を取らない人は，33％も早死にしていました。

答え　C

26 肩こりは男と女，どちらが多い？

　頭の重さは約3～4kgあります。また，腕の重さは片方で3～4kgで両方で6～8kgにもなります。首や肩の筋肉は，意識しなくても，常に10～12kgの重さを支えています。では，男女で肩こりの痛みを感じるのはどちらが多いでしょうか。

A　男が多い
B　女が多い
C　男女同じ

　肩こりの原因は，運動不足・姿勢の悪さ・ストレス・寒さなどです。肩や首の筋肉がいつも縮んでいると，毛細血管が筋肉に押されて狭くなり血行を悪くします。そのために疲労物質の乳酸が筋肉にたまり，神経を刺激して肩こりを感じるのです。
　予防したり直したりするには，運動やマッサージ，温湿布やお風呂などで血行をよくし，体の新陳代謝を促すことが大切です。

● MEMO ●
自覚症状で，女性の一位は「肩こり」で，二位が「腰痛」です。男性の一位は「腰痛」で，二位が「肩こり」です。

答え　B

27 骨粗しょう症は今からでも防げるか？

　骨粗しょう症はカルシウムと運動の不足から起きる，女性に圧倒的に多い病気です。60歳の女性は40％，65歳は50％，70歳は60％も骨粗しょう症になっています。これは大変な数です。では，今からでも骨は強化されるでしょうか。

　A　今からでは遅すぎる
　B　現状を維持するだけ
　C　今からでも強化される

　女性は子どもの時からカルシウムを多量に摂取するようにしましょう。1日の必要量は600～1200mgです。リンはカルシウムと結び付いて，リン酸カルシウムとなり腸で吸収されません。リンの少ない物を食べましょう。カルシウムとリンの割合は1：1～1：2以下がいいようです。玄米はリンが極端に多く，精米の2倍もあります。

● MEMO ●

高齢者が大腿骨を骨折すると40％が寝たきりとなって退院できません。その中の10～20％は1年以内に亡くなっています。

次の表は，コストの安い食品100g中のカルシウムとリンの割合と，カルシウムの含有量です。

ヒジキ	1：0.04	1,400 mg	シジミ	1：0.3	320 mg
アユ	1：0.3	250	めざし	1：1.1	220
豆腐	1：0.7	120	牛乳	1：0.9	100

答え　C

28 口臭はなぜするの？

　年齢がかさむと口臭が増えるといわれています。では，歯周病などの病気でもないのに，なぜ臭うのでしょうか。

　A　唾液（だえき）が少なくなった時
　B　虫歯ができてきた時
　C　食事をした後の時

　一般に口臭が多くなるのは，寝起きの空腹の時や，精神的に緊張した時です。いずれも，唾液が少なくなった時です。

　口の中には数百種類の細菌が，何億という数で住み着いています。この中の嫌気性細菌が，口臭の原因となるガスを発生させるから臭うのです。

　予防方法は，「口の中の水分を多くし，唾液で口内を掃除する」「ガムや飴などで，食間に唾液を出す」「食後に歯を磨き，舌ブラシで口内の汚れを取る」などです。

● MEMO ●

口臭がひどい時は，歯周病の疑いがあります。歯と歯の間に隙間（すきま）（歯周ポケット）ができて，そこに歯垢（しこう）がたまると，炎症が起きて歯肉が化膿（かのう）します。そのままにしておくと歯槽骨がとけて歯が抜けてしまいます。

答え　A

29 食事をしなければ口の中はきれいか？

　口の汚れは，朝昼晩の食べ物の食片や，口内の舌や唇などの上皮細胞のはがれで起こります。では，食事をしなければいつもきれいでしょうか。

A　食べない方が口を浄化する
B　食べても食べなくても同じ
C　食べてよく噛めば浄化する

　歯を磨くのは，消毒剤で細菌の発育を抑えたり，ブラシや泡で汚れを除いたりするためです。また，芳香剤によって唾液を多く出させ，口の中の粘液を取り去ります。しかし，これは一時的なもので，歯磨きをしない人でも，虫歯の少ない人もいます。それは，口に自然浄化作用があるからです。食べ物をよく噛み，唾液をたくさん出すと汚れを洗い出します。また，舌や頬の筋肉を動かすと，歯の間にたまっている食片を取り除きます。

　左右のあごをまんべんなく使い，食べ物をよく噛むことが大切です。

● MEMO ●

口を閉じて噛むと，唇や頬の筋肉が口を開けているよりも多く引き締まって活動が豊かになります。

答え　C

30 ストレスを解消する香りは？

　香りは疲労回復やストレス解消に効果的です。日本でも昔から『お香』が使われました。さて，次のもので効果の高いのはどれでしょう。

　A　ラベンダー
　B　グレープフルーツ
　C　薔薇の花

　ラベンダーの香りは，ストレス解消によいと知られています。しかし，グレープフルーツの香りの方がラベンダーの約2倍もあります。皮は香りを長く保ちますので，捨てずに2〜3日は楽しみましょう。リラックス効果を生みます。

　疲労は血液の酸素不足から，乳酸を発生させ起こります。グレープフルーツに含まれるクエン酸は，この乳酸を分解します。香りとクエン酸で一石二鳥の食べ物です。安くて美味しいお勧め品です。

● MEMO ●

大きいグレープフルーツでしたら，一日に半分の量で十分です。レモンの2個分のクエン酸を含んでいます。その他，脂肪や中性脂肪を溶かす役目もし，ダイエットに役立ちます。
ただし，高血圧の降下剤を服用している人は，効き過ぎるので注意しましょう。

答え　B

31 ウーロン茶は肥満を防ぐか？

　家族皆で肥満予防のために，中国茶を飲んでいますが，他のお茶よりも効果は高いのでしょうか。

A　ほとんど効果はない
B　他の茶と同じぐらい
C　日本茶よりうんと高い

　お茶の効能は，高血圧・動脈硬化・脳血栓・肥満・健脳・老化防止に役立ちます。お茶にあるエピカテキンというタンニン質は，肥満となる過酸化脂質を抑え，血液中の過剰なコレステロールや中性脂肪を取り除く働きをします。その効能はビタミンEの50倍以上といわれ，血管を若々しくします。

　肥満を抑えるエピカテキンの含有量は，紅茶や緑茶でもほとんど違いはありません。特に高価なお茶でなくても，番茶でも効果があります。その他，ビタミンCの含有量をミカンと比べると，新茶の煎茶は7倍，番茶は4倍です。

● MEMO ●

お茶は紀元前から生産され，原産地は中国の四川，貴州，雲南の三省の山間地帯です。日本には平安から鎌倉時代にかけて伝わり，貴族や武士の間で，長生きの薬として広まりました。

答え　B

32 梅干しにはなぜシソを入れるのか？

　梅干しは最高の健胃食品です。家族の健康のために毎年漬けています。消化不良・ガスの排除・疲労回復に効きます。では，シソは何のために入れるのでしょうか。

A　色をよくするため
B　薬効を高めるため
C　味を円やかにするため

　塩は梅の水分を吸い出し，その中にあるクエン酸や酒石酸と，シソの葉のチアニンと結び付いて，紫紅色に変えます。シソはただ梅を染色するだけでなく，シソ自身にも殺菌力があり，消化を促進し，体を暖める効果もあります。さらに梅と組み合わせて，効果が高まります。

● MEMO ●

中国の梅干しは，日本と違って砂糖漬けです。日本では室町時代から，梅干しの強い殺菌力を利用して，御飯が悪くなるのを防ぐために使うようになりました。私の祖母は梅肉をすりつぶして，切り傷や腫れ物にはりました。また，祖父は二日酔いや熱冷ましにも効果があるといっていました。

答え　B

33 手乗りにしやすい小鳥は？

　文鳥は手乗りにするのに一番いい小鳥です。中国では昔から高齢者のペットとして親しまれています。

　ほとんどの小鳥は、雛（ひな）の頃から根気よく餌を与えれば手乗りになります。では、次の小鳥で教えやすい鳥はどれでしょうか。

　A　セキセイインコ
　B　ジュウシマツ
　C　カナリア

　文鳥やセキセイインコは、人間によく親しみ、飼いやすい小鳥です。色も綺麗で手乗りに向いています。訓練は餌あげです。むき粟をすり餌（え）にしてお湯で解き、割り箸の先にのせてあげます。初めは、鳥小屋の外からあげ、慣れてきたら、入り口を開けます。逃げる心配のある時は、窓を閉めておきましょう。飛んでも慌てて追いかけると恐れます。少し自由にさせて餌を食べにくるまで待ちましょう。

　どんなに慣れた成鳥でも、1週間も遊んでやらないと、元に戻ってしまいます。毎日必ず手で餌を与え遊んであげましょう。

● MEMO ●
殻付の餌はよく食べますが、殻と実が混じって、餌のなくなったのがわかりません。毎日殻を息で飛ばし、餌の有無を確かめましょう。小鳥の胃は小さいので、一日でも忘れると死んでしまいます。

答え　A

34 猫をペットにするとき困ることは？

　猫は散歩がいりません。高齢者のペットに向いています。高価な猫はいりません。野良猫でも子猫の時から飼えば，やさしい性格になります。柔らかい毛の感触や，リラックスした姿は心を和ませます。しかし，欠点もあります。さて，どんなことでしょうか。

　A　糞尿の始末
　B　病気をうつす
　C　食費がかかる

　室内で飼うと，どうしても糞尿の臭いがします。一日に二回，朝晩にトイレの清掃が必要です。
　猫の病気は，人間が健康であればほとんど心配ありません。しかし，過度の愛撫やキス，食べ物の口移し，食事の皿を一緒にするなどはやめましょう。また，抜け毛の季節に一緒に寝るのは注意しましょう。時々は毛づくろいをしたり耳垢（みみあか）を綿棒で取りましょう。
　食費は月に2500円ぐらい。防臭剤入りのトイレ砂代が2か月に1000円ぐらいです。

● MEMO ●

犬やアザラシなどの「セラピロボット」が売られています。まだ高額ですが団地などでは，活用するのも一つの方法です。

答え　A

35 写真写りはよい方？

「ハイ，ポーズ」と，いい気持ちで写真を写しました。さて，自分の顔や姿は，写真写りのいい方だと思っていますか。割合はどうでしょうか。線で結んでみましょう。

A　普通だと思う　・　　　　・　a　14％
B　あまりよくない・　　　　・　b　35％
C　全くよくない　・　　　　・　c　40％

テレビや映画の女優さんは，ノーメイクだと絶対に撮らせない人もいます。また，「カメラは右側の斜め前にしてください」などと，レンズの方向を細かく注文する人もいます。私達も見習って，若く見られたいという心や，お洒落心をなくさないようにしたいものです。それが若さを保つ秘訣です。

集合写真などを撮る時は，場所をなるべく前列の中央にします。レンズの歪みが少なく，引き伸ばした時に写りがよくなります。

●　MEMO　●
太陽のハレーション予防は，太陽が写し手の背中に来るようにします。
眩しくなり帽子を深くかぶると，顔が陰になりますから注意しましょう。

答え　A＝c，B＝b，C＝a

Ⅱ　健康クイズ

36 信号の並び方は？

　高齢者の交通事故が増加しています。信号を守って道路を横断しましょう。さて，信号は「赤・青・黄」ですが，並び方で正しいのはどれでしょうか。

A　赤・青・黄
B　青・黄・赤
C　黄・赤・青

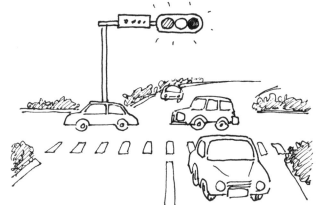

　一昔前の日本の歩行者は，自動車が一台もいないのに，信号が青に変わるまで待っていました。外国から来た留学生は，じっと立っている人を見て不思議に思ったほどです。ところが最近は，残念ですがよく守っているとは言えなくなりました。

　信号の変わる時間は，その道路の広さや交通量で違いますが，2分も待てば変わります。年齢が多くなると敏捷性が低くなります。わずか2分に生命を賭けるのはよしましょう。「大丈夫だろう」と思うことは危険です。

●　MEMO　●

スペインの電車の踏切信号は青がありません。黄色の次は，黄色の点滅で，歩行者に常に注意を促しています。

答え　B

37 転倒予防に注意することは？

　転倒は日常の軽い事故ですが，骨折と結び付いています。高齢者の骨折は「寝たきり」になる原因の第三位です。では，日常生活の中で，どんなことに注意したら転倒予防になるでしょうか。次の項目から8つ選んでください。

A　意識して足をあげて歩く
B　足に合った靴を履く
C　階段には手摺(てすり)を付ける
D　階段をスロープにする
E　部屋にも手摺を付ける
F　運動して足腰を鍛える
G　両手に荷物を持たない
H　自転車は絶対に乗らない
I　つまずくものを置かない
J　足にサポーターを付ける
K　介助員をいつもお願いする
L　早めに車椅子を使う
M　無理せずに杖を使う
N　時間にゆとりを持たせる

● MEMO ●

個人差はありますが，歩行に神経質になり過ぎることは，かえって足腰を弱める原因になります。危険に過剰反応することを慎みましょう。日頃から体を鍛えて筋力をつけることが第一です。
しかし，用心だけはしましょう。例えば荷物はリュックに背負い，両手に何も持たないようにし，転んだ時に手を使えるようにします。

答え　A, B, C, F, G, I, M, N

付録

やってみると楽しい6つの健康体操

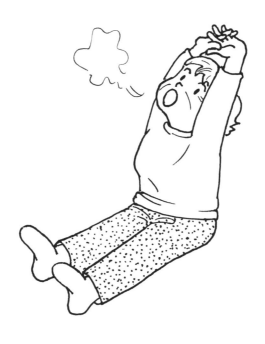

1 肩こり解消体操

◯ 用意するもの

特にありません。

◯ 遊び方

体操は簡単です。首と肩の筋肉を伸ばしたり縮めたりして血行をよくします。

目をあけたまま，首の力を抜いてゆっくりしましょう。

首の運動

① 首を前と後ろに4回ずつ，8回倒す。

　首を後ろに倒し，あごをできるだけ前に突き出す。

　首を前に倒し，あごをできるだけ引く。

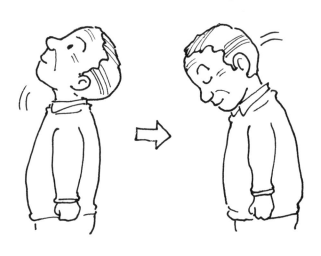

② 首を右と左に4回ずつ，8回倒す。

　あごを引いたまま右に倒す。

　あごを引いたまま左に倒す。

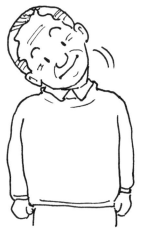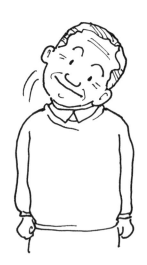

③ 首を右と左に4回ずつ，8回ねじる。

　首を肩が見えるまで右にねじる。

　首を肩が見えるまで左にねじる。

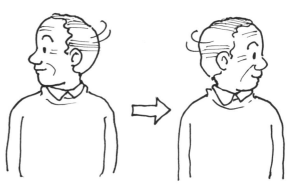

④ 首を右と左に4回ずつ，交互に回す。

　首をゆっくりと右に回す。

　首をゆっくりと左に回す。

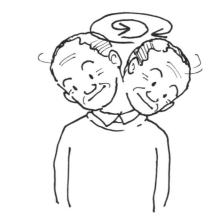

肩の運動

① 肩を右と左4回ずつ，8回すくめる。

　右肩をすくめる。

　左肩をすくめる。

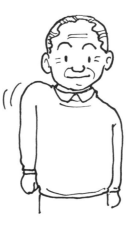
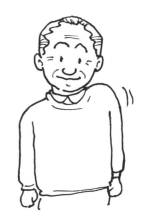

② 両肩を8回同時にすくめる。

　肩を落とす時は力を抜いてストンと落とす。

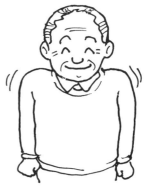

③　肩を8回後ろに伸ばす。

両肘を水平にし手を後ろに回す。

両手を後ろで組み上に上げる。

④　頭の後ろで手を組み8回右と左に引っ張る。

一方の手でもう一方の肘を抱えて引っ張る。

⑤　肩を8回回す。

両肩を前から後ろへ回す。

両肩を後ろから前へ回す。

両手を高く挙げて，腕を伸ばしたまま前から後ろへ回す。

同様にして後ろから前へ回す。

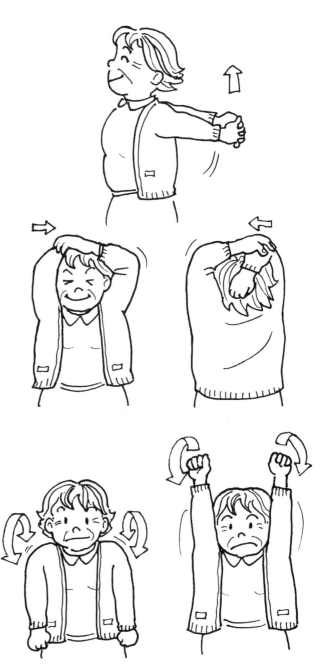

◯ **留意点**

肩の運動の時，手の先が体から遠いところを通るようにします。

息は止めずに吸ったり吐いたりするリズムを考えてしましょう。

朝昼晩と3回しましょう。

お風呂に入っている時にすると効果が倍増します。

付録　やってみると楽しい6つの健康体操

2 指の回転遊び

◯ **用意するもの**

なし

◯ **遊び方**

両手を合わせて，左右それぞれの指先を軽くつけます。手のひらの中に何かを包むような形になります。

まず，人差し指だけを離して，左右の指先を回転させます。

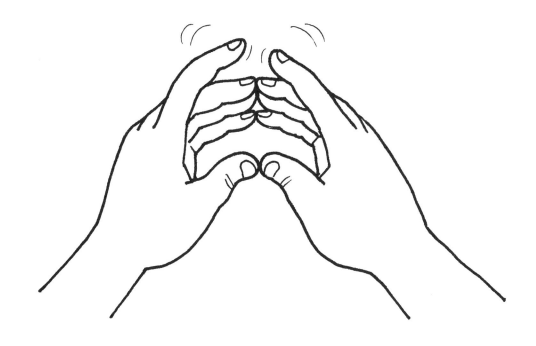

上手くできたら，次は中指を回転させます。

順番に薬指から小指へと変えます。

また，逆回転もしてみましょう。

次は回転させる指を二本にします。人差し指と中指を離して回転させましょう。二本の指なので、指が触れやすくなります。

早く回転するよりも指が触れないことを基本に練習しましょう。

段々と難しくします。二本からさらに三本にします。

上手くなったら、指の回転を早くすることに基本を置きます。

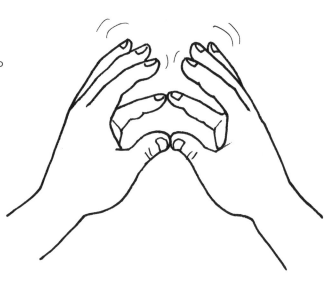

◉ **留意点**

左右の指が触らないようにします。

回転を数えながらします。

◉ **応 用**

グループでもできます。リーダーの「用意始め」の合図から「止め」の合図までに何回回転したか数えて競争をします。1回を20〜30秒ぐらいにして繰り返します。

● MEMO ●

指の運動は脳を刺激し、脳の反応をよくします。

各指を1分ぐらいにし、約5分ぐらいを1メニューにして続けましょう。

3 腰痛予防体操

◯ 用意するもの
特にありません。

◯ 遊び方

足首体操

あお向けに寝て、両手は腿につけ、足を真っ直ぐに伸ばします。両方の足首に力を入れて、爪先を上下させます。爪先を下げる時は、足の裏が縮み、上げる時は、足の裏が反り返り広がります。

次は呼吸です。ゆっくりと腹式呼吸をしながら、爪先を下げた時は息を口から吐き、上げた時に息を鼻から吸います。

これを10回繰り返します。

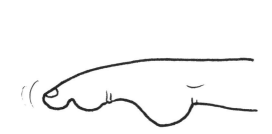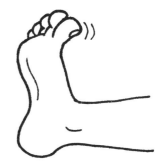

腹筋体操

あお向けに寝て、両膝を少し曲げ、膝が床から浮き上がるような姿勢になります。

腹式呼吸で、鼻から息を吸って、口からゆっくりと吐き、お腹をできるだけへこませます。

次に、吐き終わったら息を止め、頭と踵を固定してお尻を少し上

げます。このままの姿勢を3〜5秒保ちます。

これを10回繰り返します。

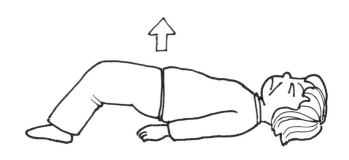

背伸び体操

壁に片手をつき、やや前傾姿勢になって体を支えます。足はやや膝を緩め、爪先で立ちます。息を吐き腹をへこませます。

次に、鼻から息を吸いながら、ゆっくりと背中を反らし胸を張ります。吸い終わったら息を止めて、このままの姿勢を3〜5秒保ちます。これを10回繰り返します。

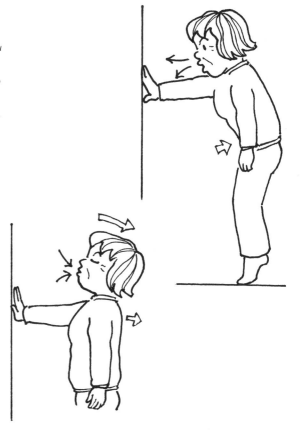

◯ 留意点

腰には体重の50％がのし掛かっています。ドイツでは腰痛を「魔女の一撃」といっています。ちょっとした瞬間にガクッとくるからです。二本脚で歩くため人類の90％の人は、この一撃に悩まされています。物を持ち上げる時は、姿勢を低くして腰に負担の掛からないように注意しましょう。

一日何回と決めず、時間と場所を見つけて何度も試みましょう。

付録　やってみると楽しい6つの健康体操

4 お腹をひねる体操

◯ **用意するもの**

　枕

◯ **遊び方**

　枕を腰の下に敷き体を伸ばし，あお向けに寝ます。

　両手を組んで伸ばし，右側に上半身をひねります。その時，右足のかかとは，左足の上に交差するように重ねます。ゆっくりとお腹をひねって，1～8まで数えます。その間は息をとめましょう。同様に，今度は左足を上にして交差させ，体を左にねじります。ゆっくりとしましょう。

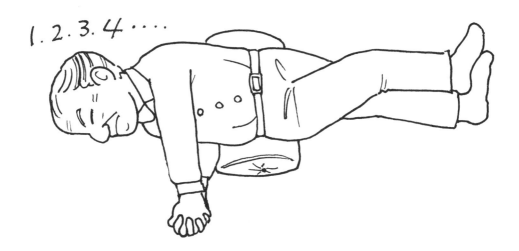

◯ **留意点**

　足の交差の方向と体のひねりの方向を反対にするとひねる運動が強くなります。枕の位置がずれると，お腹のひねりも甘くなります。

　寝ている間に休んでいたお腹は，ひねる運動で小腸や大腸が活発に活動し，食欲がまします。

5 あくび体操

◉ 用意するもの
特にありません

◉ 遊び方
まずはあくびの体操です。布団の上に足を伸ばして座ります。両かかとは10cmぐらい開きます。両手を組み合わせ，掌を上に向けて腕を頭上いっぱいに伸ばし，大きく口を開けてあくびをします。ゆっくり手を下ろし，4〜5回ぐらいしましょう。

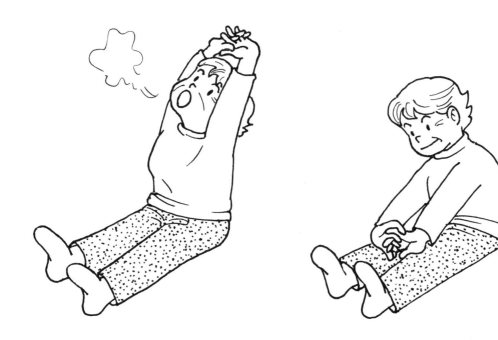

◉ 留意点
両腕が耳につくぐらいしっかりと伸ばします。あくびが終わるまで，手は上にあげています。体にたまっていた炭酸ガスをはき出すと，脳の活動が促されて頭がすっきりします。

付録　やってみると楽しい6つの健康体操

⓺ 枕体操

◯ 用意するもの
枕

◯ 遊び方
　体をあお向けに伸ばして寝ます。両手で枕の両端をもちます。腕を伸ばして頭の上から枕をお腹の方にゆっくりと移します。4回ぐらいしましょう。さらに，腰の右側に4回，左側に4回します。
　次に，枕をもったまま体を屈伸させます。少しきつくなりますが，弾みをつけてしましょう。これを4～5回繰り返します。

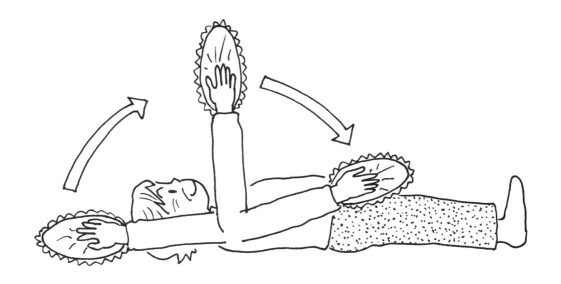

◯ 留意点
　腹筋の運動です。体の屈伸ができない人は枕を使って遠心力をつけてするといいでしょう。また，体の下半身に掛け布団を掛けたままにして，足が浮き上がらないようにすると少し楽になります。

61

著者

●石田泰照

広島出身。
元竹早教員保育士養成所講師。
元練馬区立豊渓小学校長。
元練馬区立南町小学校長。
元練馬区小学校教育会長。
童話集，ゲーム集，教育書など著書多数。

〈参考にさせていただいた本〉
『家庭の医学』稲田龍吉・塩田広重監修，時事通信社
『猫の家庭医学辞典』愛犬の友編集部編，誠文堂新光社
『知っているときっと役に立つ食べ物クイズ110』石田泰照監修，朝倉貞子著，黎明書房
『車椅子・片麻痺の人でもできるレクリエーションゲーム集』今井弘雄著，黎明書房
『ちょっとしたボケ防止のための言葉遊び＆思考ゲーム集』今井弘雄著，黎明書房
『スクール・ガーデニング＆フィーディング』町田槌男編著，黎明書房
『驚くべき活力が出る"気"の秘密』林輝明著，青春出版社
『健心・健体呼吸法』村木弘昌著，祥伝社
『頭の体操（第5集・第6集・第12集）』多湖輝著，光文社
『漢字おもしろゼミナール』北川鉄斎，啓明書房
『たけし逸見の平成教育委員会』フジテレビ出版
『図解　数学ゲーム』武田真治著，日本文芸社
『足の裏健康法』竹之内診佐夫著，ごま書房
『手のひら健康法』竹之内診佐夫著，ごま書房

シニアの頭がやわらかくなる脳トレーニングクイズ＆健康クイズ

2016年2月10日　初版発行	著　者	石田泰照
	発行者	武馬久仁裕
	印　刷	株式会社太洋社
	製　本	株式会社太洋社

発行所　　　　株式会社　黎明書房

〒460-0002　名古屋市中区丸の内3-6-27　EBSビル
☎052-962-3045　FAX 052-951-9065　振替・00880-1-59001
〒101-0047　東京連絡所・千代田区内神田1-4-9　松苗ビル4階
☎03-3268-3470

落丁本・乱丁本はお取替します。　　ISBN978-4-654-07644-4
Ⓒ Y.Ishida 2016, Printed in Japan